LE PETIT GUIDE

DES EAUX MINÉRALES

Dédié à Louis-Napoléon, président de la République française

Par SARRAMEA (Bertrand),

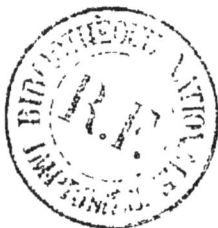

HOMME DE LETTRES.

Quidquid præcipies, esto brevis, ut citò dicta
Percipiant animi dociles, teneantque fideles.

Prix : 1 franc 50 centimes.

TOULOUSE
IMPRIMERIE DE BONNAL ET GIBRAC,
Rue Saint-Rome, 46.

1849.

LE PETIT GUIDE

DES EAUX MINÉRALES.

HYGIÈNE.

Si nous portions nos regards jusqu'à la demeure de l'Etre nécessaire, nous y verrions qu'il a dans son répertoire des trésors qui enrichissent ses créatures. Tous ne peuvent pas y pénétrer ; aussi cet Être suprême envoie-t-il, à certaines époques, des génies qui viennent y puiser les uns la typographie, d'autres l'invention de la poudre, d'autres l'art de jeter les fondements dans la profondeur de la mer et de forer les montagnes ; par exemple Lucullus, qui sut unir la haute architecture à la bonne cuisine. D'autres y ont puisé les volcans qui nous envoient les sources thermales... enfin, les effets étonnants de la vapeur. Mes amis, si nous pouvions renfermer dans la boîte de Pandore la précipitation, les préjugés, les sens, l'imagination avec leur suite, nous puiserions dans ce répertoire bien d'autres trésors.

Les personnes sanguines doivent quelquefois faire usage des eaux thermales hydrosulfureuses,

si, dans la composition de ces eaux, il se trouv
une forte dose d'alumine. Les eaux thermales ou
non thermales hydrosulfureuses sont efficaces
pour les maladies de la peau : sans l'alumine elles
deviendraient, pour le sanguin, un vrai poison.
L'alumine fait qu'un sanguin galeux, dartreux,
etc., trouve le remède de la peau sans qu'il y ait
du danger pour sa santé ; par la raison qu'un sanguin doit faire usage des eaux thermales ferrugineuses et rarement des eaux hydrosulfureuses, à
moins que le sanguin soit atteint de la maladie
de la peau.

Qu'est-ce qu'on entend par eaux thermales, et
d'où viennent-elles? Les eaux thermales sont les
eaux chaudes et ce sont les volcans qui les réchauf-
fent. Quelle preuve en donne-t-on? On ne voit de
liquide aussi chaud qu'il n'ait été réchauffé ou par
les rayons du soleil réunis (verre convexe), ou par
le feu ordinaire. Certains physiciens supposent as-
sez gratuitement que le centre de la terre est un
foyer de feu d'où sortent les volcans et, par conséquent, les eaux thermales. Les hommes qui ont
eu quelque connaissance approfondie de ce qui se
passe dans l'intérieur de la terre, ont vu qu'il y
a de grands bassins qui sont alimentés par les
eaux de l'Equateur. Aujourd'hui forant la terre
jusqu'à quelqu'un de ces bassins, l'eau vient jail-

lir sur la surface de notre globe, les eaux de l'E-
quateur étant à 600 lieues au-dessus de nous. Si
on rencontre un de ces bassins réchauffés par un
volcan, il fournit l'eau thermale, même aux puits
artésiens.

L'usage des eaux thermales est très salutaire et
efficace à la santé d'un corps usé par le travail. On
peut aller aux eaux y chercher la maladie, surtout
quand on ne s'est pas rendu raison sur la constitution dont on est formé. Les maladies de la
peau et du sang sont bien différentes; aussi il y a
des eaux thermales pour les guérir. Voilà pour-
quoi j'ai entrepris le présent abrégé qui n'est autre chose qu'un petit Guide.

EAUX MINÉRALES ET THERMALES DIVISÉES EN QUATRE CLASSES.

1° Eaux minérales hydrosulfureuses;
2° Acidules;
3° Ferrugineuses;
4° Salines.

1° Hydrosulfureuses.

Ces eaux tirent leur nom du gaz hydrogène sulfuré. Elles ont le goût des œufs gâtés et pourris.
Dans leur état hépatique, elles sont presque toutes onctueuses et rendent la peau douce.

Chimiquement, elles noircissent l'argent.

Propriétés médicales.

Ces eaux sont très excitantes en boisson. Elles sont utiles à l'inappétence ou défaut d'appétit, aux aigreurs rebelles, aux pâles-couleurs, aux règles diminuées ou supprimées, aux ulcères, aux calus, aux fistules invétérées à l'intérieur et à l'extérieur, aux maladies de la peau : dartres, gales, teignes, aux maux vénériens; elles en aident les traitements mercuriels; aux paralysies, aux sciatiques, rhumatismes. Elles sont nuisibles aux maladies inflammatoires, comme le cancer, le scorbut et la goutte.

Mode d'administration.

Il faut recourir au médecin, surtout pour connaître la constitution dont les corps sont formés. Ces eaux hydrosulfureuses portent à la tête, diminuent le sommeil, produisent la constipation, augmentent la transpiration et l'appétit.

Endroits où ces eaux sont pour les besoins de la contrée.

Baréges (Hautes-Pyrénées).
St-Sauveur, idem.
Cauterets, idem.
Eaux-Chaudes (Basses-Pyrénées).
Eaux-Bonnes, idem.
Cambo, idem.

Bagnères-de-Bigorre (Hautes-Pyrénées).
Bagnères-de-Luchon (Haute-Garonne).
Castera-Verduzan (Gers).

2° **Acidules.**

Ces eaux sont gazeuses, spiritueuses, carboniques, et elles tirent leur nom du gaz acide carbonique.

Propriétés physiques.

Elles ont une saveur vive et piquante.

Propriétés chimiques.

Ces eaux forment un précipité blanc avec l'eau de chaux et rougissent la teinture du tournesol. Elles contiennent du gaz acide carbonique, du muriate de soude, du carbonate de soude, du carbonate de chaux, de la magnésie, du sulfate et du carbonate de fer.

Propriétés médicales.

Ces eaux sont utiles aux affections bilieuses, aux fièvres malignes, putrides, aux affections nerveuses, aux fleurs blanches, à la suppression des évacuations périodiques, aux engorgements des viscères, aux langueurs, aux mélancolies; elles portent à la tête, elles donnent envie de dormir et des vents, ainsi qu'aux personnes qui ont une constitution sanguine qui sont obligées de les prendre.

Ces eaux sont à Vichy, département de l'Allier.
Il y a beaucoup d'endroits où il y a des eaux thermales qui, par leur composition, approchent de la
vertu des eaux de Vichy. Celles-ci sont reconnues
jusqu'aujourd'hui être les moins mélangées dans
leur espèce. Elles sont plus acidules que ferrugineuses. Quant aux eaux de Vichy, les anciens et
les modernes jusqu'aujourd'hui en ont respecté
les propriétés.

3° Ferrugineuses acidules.

Ferreuses, martiales, acidules, ces eaux tirent
leur nom du fer.

Propriétés physiques.

Elles sont styptiques et astringentes.

Propriétés médicales.

Ces eaux sont utiles pour aider les forces digestives, aux hémorroïdes, aux écoulements de la se-
mence, aux catharres, à la vessie, aux gonorrhées
anciennes, aux diarrhées; elles sont apéritives et
fondantes; elles sont utiles aux engorgements des
viscères, aux fièvres intermittentes, aux maladies
de la matrice. Elles sont diurétiques, utiles à la
gravelle et elles débarrassent les graveleux de petites pierres; cependant elles n'ont pas le titre fas-
tueux de lithontriptiques (qu'on a cru propres à
fondre les pierres dans la vessie). Elles raniment

le sentiment et le mouvement. Les eaux minérales, dont il est question ici, ont le plus grand rapport avec celles de Vichy. Il y a des médecins qui les mettent au nombre des eaux ferrugineuses.

Les goutteux doivent boire les eaux très-chaudes. L'eau chaude est l'ennemie du sang et des humeurs.

Endroits où ces eaux sont :

Rennes (Aude).

Campagne (Aude).

Spa (Pays-Bas), surtout pour la maladie des reins et la gravelle.

Forges-les-Eaux (Vosges).

Provins (Seine-et-Marne).

Contrexeville (Vosges).

Vals (Ardèche).

Rouen (Seine-Inférieure).

Chransac (Aveyron).

Passy (Seine).

Sermaize (Marne).

Cambo (Basses-Pyrénées).

St-Loubouer, au fond de la Côte et du Bois (Landes).

4° **Salines.**

Ces eaux tirent leur nom du sel neutre.

Propriétés physiques.

Elles ont un goût tantôt amer, tantôt frais et tantôt piquant.

Propriétés chimiques.

On trouve dans ces eaux du sulfate de magnésie, du muriate et du carbonate de magnésie, de
soude, de chaux et de plusieurs autres principes
gazeux

Propriétés médicales.

Elles sont purgatives, toniques, apéritives et
diurétiques fondantes; elles sont utiles dans les
vomissements, à la jaunisse, aux calculs biliaires,
aux fièvres quarte-opiniâtres, néphrétiques, à la
suppression des règles, à la paralysie et au rhu-
matisme.

Endroits où ces eaux sont :

Plombières (Vosges).
Cauterets-Maouhourat (Hautes-Pyrénées).
Bagnères-de-Bigorre (idem) trouvées en 1817.
Tercis (Landes).
Pouillon (idem).
Gamarde (idem).
La mer.

En général toutes les montagnes qui existent
sur la surface du globe et qui renferment des eaux
minérales fournissent les quatre espèces que j'ai
désignées dans cet abrégé. Les unes sont plus
abondantes, pour telle qualité d'eaux, que les autres. Aussi mon dessein n'a eu pour but que de

faire connaître à la société les lieux où telle espèce abonde le plus, et que Dieu les a distribuées
dans tous les pays de la terre pour en faire profiter toutes ses créatures.

CONSTITUTION DE L'HYDROSULFUREUX.

Muriate de magnésie.
Muriate de soude.
Sulfate de magnésie.
Sulfate de chaux.
Soufre.
Silice.
Matière végéto-animale.
Végéto-sulfurique.

Barèges.
Cauterets.
Eaux-Chaudes.
Eaux-Bonnes.
Bagnères-de-Luchon.
Bagnères-de-Bigorre.

Barbotan.

Hydrogène sulfuré.
Sels à base d'alkali.
Sulfate de chaux.
Muriate à base-terreuse.
Sulfate de soude.
Carbonate acide de chaux.

Cambo.

Gaz hydrogène sulfuré.
Sulfate de magnésie.
Muriate de magnésie.
Sulfate de chaux.
Carbonate de chaux.
Acide carbonique.

Mont d'or (Puy-de-Dôme).
Acidules.

Acide carbonique.
Carbonate de soude.
Sulfate de soude.
Muriate de soude.
Alumine.
Carbonate de chaux.
Oxyde de fer.
Carbonate de magnésie.

Saint-Loubouer (Grande-Maison.)
Cauterets.
Bagnères-de-Bigorre.

Vichy (Allier).

Acide carbonique.
Carbonate de chaux.
Carbonate de magnésie.
Carbonate de soude.
Sulfate de soude.
Muriate de soude.

Ferrugineuses.

Muriate calcaire.

Muriate de magnésie.

Muriate de soude.

Sulfate de soude.

Sulfate de magnésie.

Sulfate de chaux.

Oxyde de fer noir, uni à l'acide carbonique savonale

Gaz acide carbonique.

Gaz hydrogène sulfuré.

Calcaire d'eau douce.

La meilleure eau que nous buvons, renferme toutes ces matières ; mais l'air et le lointain de la source les rendent presque insensibles. Ces différentes matières nous étonnent. Si nous pouvions pénétrer dans l'intérieur des vieilles montagnes, nous verrions que la pierre, sans le secours du feu, se fond en chaux et en d'autres matières bien plus précieuses : dans l'ordre naturel, que l'animal et le végétal sont l'aliment des corps existants.

Salines.

Ces eaux minérales et thermales se composent :

De la potasse,

Du sel alkali fixe.

Du muriate de potasse.

Du muriate de soude.

Du muriate de chaux.

Du sel marin calcaire.

D'oxyde de fer.

D'oxyde d'aluminium.

D'acide carbonique.
De borate ammoniacal.

Voilà, à peu de chose près, la composition de toutes les eaux minérales et thermales, qui existent dans tout le globe terrestre.

EAUX MINÉRALES DE CAUTERETS

Que je prends les premières, sans exception d'aucun lieu, comme celles qui se présentent d'abord à ma pensée.

Cauterets possède onze sources d'eaux minérales : Rieumiset, Bruzaud; les Espagnols, Pauze, César, la Raillère, le petit Saint-Sauveur, le Pré, Maouhourat, le Bois et la source aux OEufs couvés et pourris, qui est presque inabordable. C'est M. Buron, directeur de ces sources, qui est par son expérience le plus propre à apprécier la vertu de chacune.

Rieumiset et Bruzaud ne semblent contenir aucune trace de sulfate de sodium. Ils sont dégénérés par la facilité de l'évaporation; attendu que ces deux sources appartiennent, plus que toutes les autres, au ferrugineux, à la saline, ainsi que Maouhourat. Les autres sources sont plus ou moins sulfureuses. On trouve néanmoins dans toutes, des ressources thérapeutiques. Elles sont ou hydrosulfureuses, ou acidules, ou ferrugineuses, ou salines. Avec chacune, sa composition plus ou moins abondante.

La Raillère produit 193 mètres ¹/₃ cubes d'eau, dans les 24 heures. César, 315 mètres cubes ; les Espagnols, 1075 mètres cubes ; le Bois, 119 mètres aussi cubes. — Température : La Raillère, 38 degrés centigrades de chaleur ; le petit Saint-Sauveur, 28,75; le Pré, 38, ainsi que César; Pauze, 36; Bruzaud, 32 ; la source aux OEufs couvés, qui est presqu'inabordable, 40; Maouhourat, 40.

COMPOSITION.

Les eaux thermales de la Raillère.

Un litre d'eau contient deux décigrammes de substance étrangère à l'eau, n'en paralysant pas les effets salutaires, par la raison que l'atmosphère s'en nourrit de suite, et elle les lui enlève. Cette source contient dans son eau :

Du sulfure de sodium.

Du carbonate de soude.

Du sulfate de soude.

Du chlorure de sodium.

De la silice; de la chaux, qui se fond dans l'intérieur des vieilles montagnes ; de la magnésie, de la glarine.

Ce qui fait l'excellence de cette source, c'est qu'elle se dégage, comme bien d'autres, du gaz azote.

Elle a aussi de l'hydrosulfate plus ou moins sulfuré, démontré par M. Anglada; résultat de M. Pailhasson, pharmacien à Lourde et d'Orfila, d'heureuse mémoire. A la Raillère, 5 litres d'eau ont donné 3 grains 566 millièmes de sulfure de sodium; à Pauze, 2 grains. La thérapeutique des eaux minérales des Pyrénées pour le sulfure est très avantageuse, ainsi qu'aux sources de la plaine; mais la décomposition est aussi étonnante, surtout en temps pluvieux. Dans la plaine, elle est plus sensible que dans les montagnes. L'eau se dégage aussi de l'acide sulfurique par l'action de l'air; comme je l'ai dit de l'eau pour l'azote, de l'hydrosulfate de soude, du carbonate de soude, de la glarine, de la matière végéto-animale, qui existe dans toutes les eaux sulfureuses.

Action des eaux sulfureuses de Cauterets observée par M. Buron. —Les eaux de la Raillère s'emploient pour les catarrhes bronchiques avec succès, pour la maladie du larynx, pour la phthisie tuberculeuse, première période, névrose pulmonaire, gastralgie; avec ces maladies on coupe l'eau que l'on boit avec du lait, du chiendent, de la gomme: demi bain, sans quoi on s'expose à l'oppression et à la toux. La Raillère est l'eau thermale de Cauterets la plus fréquentée et qui rend le plus de services aux malades, qui ont besoin de ces eaux.

On y est très commodément et très proprement ;
l'eau de la Raillère sert aussi contre la pousse
des animaux.

Les eaux de Pauze à Cauterets s'emploient avec
succès contre les affections rhumatismales chroniques, les maladies cutanées, les dartres, les
catarrhes anciens, l'asthme, la siphilis dégénérée,
les affections lymphatiques et dartreuses. Bagnères-de-Bigorre possède Pinac, la Reine, le Grand-
Etablissement, Salut et Lasserre, qui ont la même
vertu que les eaux de Pauze à Cauterets. A
Pauze on y guérit aussi les dartres squammeuses
graves, crustacées et flavescentes.

Les eaux thermales de César et des Espagnols
à Cauterets remplissent à peu près les mêmes
indications ; mais elles sont plus énergiques pour
les tempéraments peu irritables ; très propres aux
douleurs ostéocopes, aux affections lymphatiques invétérées ; on s'en sert aussi avec succès
dans certaines paralysies provenant des chairs,
qui ont formé un calus attaché aux os. Mais il
faut monter à pic pour profiter de ces eaux à
la source ; comparées avec les eaux de la Raillère,
celles-là sont plus actives. (Avis de l'Académie de
médecine, émis en juillet 1803.)

Les eaux du petit St-Sauveur à Cauterets sont
administrées avec succès dans les affections ner-

veuses, dans les hémorrhoïdes, les irritations de
l'utérus, les engorgements du col de la matrice
accompagnés de sensibilité, surtout ; pour hâter
la résolution et souvent pour compléter le trai-
tement de ces maladies, on envoie les malades
à la Raillère.

Les eaux de Maouhourat à Cauterets guérissent
les maladies chroniques des voies digestives, la
gastralgie, la pepsie, les inflammations du ventre,
qui arrêtent la digestion ; ces eaux sont merveil-
leuses pour favoriser la guérison du météorisme
du bas-ventre, causé par l'indigestion de quelque
aliment que ce soit. Le mal n'y résiste pas
long-temps.

Les eaux du Bois de Cauterets servent aux
rhumatismes goutteux, aux affections cutanées et
elles approchent des vertus des eaux de César et
des Espagnols ; l'établissement y est élégant. Il
contient, avec cabinets de bains, deux piscines,
dont une pour les indigents infirmes. Les eaux du
Pré qui sont dans ce voisinage, ont les mêmes
propriétés physiques et médicales que le Bois.

Rieumiset et Bruzaud n'ont que très peu de
sulfure de sodium. Bruzaud est situé dans le
village même de Cauterets. Les sources de l'un et
de l'autre sont riches en sulfate de soude. Ce
dernier perd le sulfate de sodium par la pra-

tique. d'un canal depuis sa source ; là , il en aurait autant que César. A sa source l'eau thermale a 37 degrés centigrades et 32 à l'embouchure. Aussi cette eau est sulfureuse dégénérée. On y guérit les engorgements abdominaux et elles sont aussi souveraines que les autres sources de Cauterets ; mais elles ne peuvent pas être aussi actives, ce qui est un bien aux tempéraments faibles. Aussi les emploie-t-on de même, pour calmer l'irritation des autres sources. Rieumiset est élégant.

Je ne parle pas de l'établissement nouveau, qui est dans la ville même de Cauterets. Rien n'est comparable dans cette ville en magnificence, soit du côté du dôme et des bains, qui sont si artistement séparés les uns des autres ; les promenades curieuses, qui sont sous ce dôme en temps de pluie peuvent se continuer., sans occasioner nul embarras aux personnes qui se baignent, qui y boivent et qui y prennent les douches.

Observation.

En plongeant le thermomètre de Réaumur dans les eaux des Pyrénées, l'ascension de l'alcohol, dans l'état de chaleur ordinaire, ne marque que 29 degrés, moins 3 degrés de la chaleur de notre sang. La chaleur de notre sang fait monter l'alcohol à 32 degrés ; par conséquent les bains domestiques, ou minéraux, ne doivent jamais faire. monter dans le thermomètre l'alcohol au-delà de 29 degrés : autrement on risquerait de brûler le sang, par la raison qu'il est très difficile d'aller avec exactitude jusqu'au 32ᵉ degré.

Cauterets est bien bâti. Il a la promenade appelée du Parc, embellie plus par la nature que par l'art. Il n'est pas très éloigné de petites curiosités.

Avis important. — Les bains de Cauterets ne sauraient être pris indistinctement par toutes sortes de constitutions, sans danger. Quoique je donne un aperçu succinct de la thérapeutique de toutes les eaux thermales, qui existent sur le globe terrestre, principalement des eaux de Cauterets ; pour en faire usage, il convient néanmoins de consulter l'homme de l'art, que le gouvernement y place. Il veut guérir toutes les maladies, qui s'y présentent.

La découverte de toutes les sources minérales des Pyrénées ne date que depuis environ 350 ans : cependant, on dit que César s'en était servi, du temps de la guerre qu'il fesait en Espagne, surtout des eanx minérales de Barèges.

Quant aux poitrinaires, les eaux minérales qui conviennent à ceux-ci, sont les ferrugineuses et les salines, à moins qu'ils ne soient atteints de la maladie de la peau. Une observation à faire. Les véritables poitrinaires ne doivent jamais habiter les lieux élevés, par la raison que la rareté de l'air favorise l'extension des vaisseaux du sang et leur rupture. Aussi il n'est pas rare de voir qu'un poitrinaire rejette son sang, lorsqu'il arrive sur une haute montagne. Ainsi l'habitation de l'air peut

être un principe de maladie. Par conséquent le
poitrinaire doit habiter le fond des montagnes.
Les colonnes de l'atmosphère étant plus longues
et plus pesantes, arrêtent par leur poids l'extension des vaisseaux sanguins. De même qu'un
individu, qui aurait habité un air crasse, ne peut,
sans s'exposer, choisir pour sa demeure un air
rare.

Les hommes de cabinet ont en général la tête
pesante. Ceux-ci doivent aussi faire usage des
eaux minérales, ferrugineuses et salines, qui
ramollissant les sécrétions et séjournant trop
longtemps, occasionent cette pesanteur. La se-
ringue est aussi chez eux d'un immense secours.

AURORE BORÉALE.

Un rédacteur d'un journal a dit, dans son nu-
méro qui a paru le 29 novembre dernier, que le
phénomène appelé aurore boréale provenait du
reflet des neiges et des glaces dont le pôle arcti-
que et le pôle antarctique sont toujours couverts;
si telle en était la cause, ce phénomène se repré-
senterait toutes les fois que le firmament serait
serein. Cette explication paraît rationnelle, et bien
à la portée du plus grand nombre des observateurs.

Je me permets de répondre que le firmament
se dégage bien plus souvent des nuages qui le cou-
vrent, qu'il ne paraît de ces sortes de phénomènes;
mais chaque fois que nous avons dans nos contrées
l'arrivée d'une comète ou d'une planète, ces sortes

de phénomènes se renouvellent ou doivent se re-
nouveler; la comète avec sa chevelure, et la planète avec son aurore boréale ou australe; la der-
nière de ces corps célestes a l'avantage de refléter
les rayons du soleil qui renferme toutes les cou-
leurs primitives que l'on peut voir avec le prisme
triangulaire.

Si, véritablement, ce phénomène était occa-
sioné par les neiges et les glaces, nous l'aperce-
vrions sans cesse sur les Pyrénées, les Cevennes,
et les Apennins, etc., dont les sommets sont toujours couverts. Cette année nous avons la comète
de Mars qui, faisant sa révolution elliptique entière
tous les deux ans, s'est trouvée du côté de l'Europe. Mais la terre se trouvant entre la planète de
Mars et le soleil, nous a fourni les phénomènes que
nous avons vus sur le Nord-Ouest du globe terrestre, entre l'Europe et le soleil, approchant du solstice d'hiver, reflétant la lumière qu'elle recevait du
soleil sur la partie du firmament boréal occupé par
notre atmosphère. Cette planète ne fesant sa révolution que dans 687 jours, il lui faut 43 jours
pour faire sa révolution elliptique entière, pour se
trouver le 21 décembre sur le même point du Nord,
lorsque la terre entre dans les tropiques du capricorne; alors ces aurores boréales ne peuvent se
reproduire que tous les 17 ans, puisque 17 fois
40 font l'année entière.

Ces merveilles ne nous étonnent pas, parce que
nous y sommes familiers. En expliquant la véritable cause de ces aurores boréales, on s'y habi-
tuera comme aux autres phénomènes.

Tant que la terre reste au tropique du capricorne, les aurores australes ne peuvent pas avoir lieu, et tant que cette planète demeure au tropique du cancer, les aurores boréales non plus, par la raison que le soleil éclaire pendant 2 mois le tropique opposé au solstice.

Dans le passage de Mars, nous avons toujours des hivers printaniers.

Il ne faut jamais induire les peuples à l'erreur. Car la véritable science, qui est l'expression de la loi de nature, est comprise par l'homme le plus ignorant, à moins qu'il soit aliéné. De cette manière, nous évitons à la société les sophismes qui proviennent des sens, voilà telle merveille ; après pareille merveille, nous eûmes tel événement fâcheux. Donc, aujourd'hui, nous avons tel signe, donc nous devons nous attendre à tel malheur : cette conséquence est un véritable sophisme. Quel rapport voulez-vous qu'il y ait entre un événement fâcheux et le passage d'un corps céleste, qui fait sa révolution ? il nous montre en grand la puissance du maître, qui le fait mouvoir.

MOYEN DE REJETER LA FUMÉE D'UN APPARTEMENT.

Quand on fait bâtir un tuyau de cheminée dans un appartement, pour pouvoir se chauffer sans être incommodé par la fumée, 1° ne ménagez pas la grosseur du tuyau ; 2° que ce tuyau soit en cône tronqué depuis l'âtre jusqu'au milieu du tuyau, quelle hauteur qu'il ait. Depuis le milieu jusqu'au bout, qu'il soit en cône tronqué renversé. 1° Ne ménagez pas la grosseur du tuyau. J'entends la capacité ; quand le tuyau a de la capacité, alors le feu ou la flamme, qui s'élève dans le tuyau, en dilate l'air qui y est renfermé d'autant plus haut que la flamme et la chaleur ont de hauteur. Plus l'air est raréfié dans le tuyau, moins il a d'action sur le feu ; plus le tuyau est étroit, plus vite il se charge de fumée, qui finit par le boucher entièrement; dans cet état, la fumée doit remplir l'appartement. Quand l'air est raréfié dans le tuyau, l'action de l'atmosphère qui est dans l'appartement, combat l'air qui reste dans le tuyau et le force à monter ; 2° quand le tuyau de la cheminée est en cône renversé et bien uni dans l'intérieur, les colonnes de l'air, qui entrent dans le tuyau tombent sur les parois de l'intérieur en se divergeant et laissent une ouverture à la fumée pour sortir ; ce qui est impossible quand le tuyau a une forme droite. Les colonnes de l'air extérieur en bouchent l'entrée et empêchent la fumée de sortir. Le tuyau est grand, me dira-t-on ; la pluie éteindra le feu. Pour remédier à cet inconvénient, il est nécessaire de maçonner le haut de la cheminée qui jaillit sur le toit, et d'y laisser sur les quatre côtés des ouvertures, qui soient le double du diamètre du tuyau ; ce tuyau doit être un carré long trapèze.

L. F. et M. F.

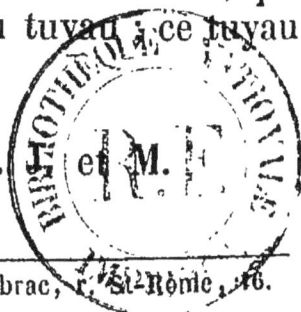

Impr. de Bonnal et Gibrac, r. St-Rome, 16.

'

www.ingramcontent.com/pod-product-compliance
Lightning Source LLC
Chambersburg PA
CBHW060528200326
41520CB00017B/5165